TRAITEMENT

DES

CYSTITES REBELLES

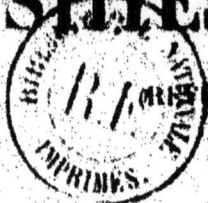

THÉRAPEUTIQUE GÉNÉRALE

PAR

Frédéric HORT

DOCTEUR EN MÉDECINE

———※———

MONTPELLIER

IMPRIMERIE Gustave FIRMIN, MONTANE et SICARDI

Rue Ferdinand-Fabre et Quai du Verdanson

—

1905

TRAITEMENT

DES

CYSTITES REBELLES

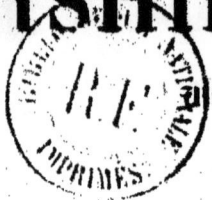

(REVUE GÉNÉRALE)

PAR

Frédéric HORT

DOCTEUR EN MÉDECINE

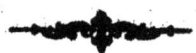

———— ⊰✦⊱ ————

MONTPELLIER
IMPRIMERIE Gustave FIRMIN, MONTANE et SICARDI
Rue Ferdinand-Fabre et Quai du Verdanson
——
1905

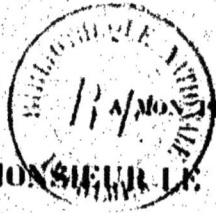

A MON PRÉSIDENT DE THÈSE

MONSIEUR LE PROFESSEUR FORGUE

CORRESPONDANT NATIONAL DE L'ACADÉMIE DE MÉDECINE

HORT.

AVANT-PROPOS

Nous avons été plusieurs fois aux prises avec des difficultés sérieuses dans le traitement de cystites anciennes qui résistaient aux moyens habituellement employés. Nous avons désiré, pour étudier plus complètement cette question, en faire le sujet de notre thèse inaugurale. Mais nous étions dans des conditions trop défavorables pour présenter un travail vraiment original, avec des observations cliniques suivies. Nous avons donc dû à notre grand regret, nous borner à faire une revue générale des différents traitements utilisés pour combattre la cystite rebelle.

Le remarquable rapport de M. le professeur Imbert au Congrès d'Urologie de 1903 et les Annales des Maladies des voies urinaires publiées sous la direction de M. le Professeur Guyon m'ont fourni les matériaux de ce modeste travail. Le nombre d'articles, d'observations et de discussions publiées dans les journaux de langue anglaise est si considérable qu'il nous était impossible dans le court espace de temps dont nous disposions d'en utiliser beaucoup. Nous nous sommes rapidement rendu compte, d'ailleurs, que les infections vésicales et leur traitement sont envisagés de la même manière en France et en Angleterre. Et la méthode de l'aspiration continue que nous décrivons d'après le travail de Cathcartet que pas un seul chirurgien n'emploie en France, du moins à notre connaissance, est le seul moyen spécial à la thérapeutique anglaise.

Nous serions bien reconnaissants à nos juges s'ils voulaient bien excuser la brièveté et l'absence d'originalité de ce travail. Et nous remercions M. le Professeur Forgue du grand honneur qu'il a bien voulu nous faire en acceptant la présidence de cette thèse.

PLAN

———

TRAITEMENT

DES

CYSTITES REBELLES

(REVUE GÉNÉRALE)

CHAPITRE PREMIER

DÉFINITION DES CYSTITES REBELLES.
LEUR ANATOMIE PATHOLOGIQUE

Il est malaisé de donner une définition précise et brève de la cystite rebelle. M. le professeur Léon Imbert dit dans son remarquable rapport au Congrès d'Urologie de 1903 : « On donne le nom de cystites rebelles aux cystites qui obligent, par leurs propres symptômes, à recourir à une intervention ou qui ne guérissent que par un traitement local prolongé. »

La caractéristique la plus importante est la *permanence de l'affection*, quel que soit le traitement employé. Des malades qui, pendant des mois et des mois, ont subi des instillations, des lavages, des applications de sondes à demeure et qui continuent à souffrir et à uriner toutes les dix minutes ou même toutes les demi-heures, sont atteints de cystites rebelles. Et cette affection est une telle infirmité, incompatible avec toute existence tant soit peu active, que les malades se résignent facilement à subir une intervention chirurgicale, même quand on les prévient que celle-ci ne sera pas forcément curatrice.

Comme le dit M. Imbert, dans la définition de la cystite rebelle, on ne fait pas intervenir la douleur. C'est que la cystite peut être rebelle sans être douloureuse, et *vice versa*. Le terme de cystite rebelle est plus compréhensible que celui de cystite douloureuse. Nous devons ajouter que très rarement les symptômes sont réduits à la pyurie, à la fréquence et au besoin impérieux de la miction : presque toujours, d'une façon intermittente, sinon d'une manière continue, la douleur, l'épreinte fait partie du tableau clinique.

La cystite rebelle s'installe après une infection vésicale quelconque, chez des rétrécis, des prostatiques, des calculeux ou chez des malades qui n'ont pas d'autre cause que leur infection vésicale.

Le sexe féminin y paraît prédisposé et les statistiques montrent qu'on trouve deux femmes pour un homme atteint de cystite rebelle. Ce sont surtout les jeunes femmes qui sont victimes de cette douloureuse affection. Pourquoi ? M. Imbert explique ainsi cette préférence : « L'urètre de la femme est court ; il est formé d'un appareil vasculaire plutôt faible relativement à celui de l'homme ; avec l'âge, il devient béant et laisse facilement écouler l'urine ; cela explique la préférence des cystites spontanées, mais non, à vrai dire, leur ténacité. En outre, chez la femme, la vessie, tout en étant très tolérante d'habitude, peut cependant présenter une irritabilité spéciale. Nous avons vu que ces vessies irritables, *irritable bladder* des Anglais, sont bien connues en dehors de toute infection. Or, cet état particulier est certainement plus fréquent chez la femme que chez l'homme. Il est noté, quelquefois, dans l'observation, que l'affection a débuté par des douleurs et de la fréquence avec urines claires ; dans les cas de ce genre, on peut considérer assurément que les malades étaient atteintes, au début, de vessie irritable : ce n'est que plus tard que l'infection, et, par conséquent la cystite sont survenues. » Il faut rappeler, de plus, l'influence des affections utérines — si fréquentes — sur la vessie.

La nature de la cystite a-t-elle une influence sur sa ténacité ? Blennorrhagie, cathétérisme, puerpéralité, infection descendante (fièvre typhoïde, grippe, staphylococcie) ont tour à tour été retrouvées à l'origine de la cystite rebelle. Mais assurément, les deux causes les plus fréquentes sont la blennorrhagie et la puerpéralité. Et le microbe le plus souvent rencontré est le coli-bacille. A ce microbe, aujourd'hui considéré comme l'agent de la plupart des infections vésicales, sont associés un grand nombre d'autres micro-organismes, surtout lorsque l'urine est devenue alcaline ou ammoniacale.

Les lésions des cystites rebelles sont si variables que les auteurs ont dû établir une distinction. Ils divisent celles-ci en deux groupes :

    a) *les cystites rebelles simples* ;
    b) *les cystites rebelles avec ulcères* ;
    c) *les cystites rebelles avec leucoplasie* ;
    d) *les cystites rebelles pseudo-membraneuses.*

Dans toutes ces formes, il y a des lésions macroscopiques communes. Par exemple, la « rétraction » de la vessie, « crispée » derrière le pubis, et dont la capacité vésicale est diminuée au point que la vessie ne peut plus quelquefois contenir que cinq ou six centimètres cubes d'urine. La paroi vésicale est épaissie, triplée, quadruplée d'épaisseur. Et les différentes tuniques ont perdu leur souplesse et leur mobilité. Elles ne glissent plus les unes sur les autres. Ces modifications sont dues à des altérations histologiques caractérisées par une sclérose de la musculature. Cette sclérose commence par une hypertrophie, pour aboutir à la sclérose hypertrophique ; celle-ci entraîne facilement une sclérose atrophique incurable.

Les *ulcérations* siègent dans le bas-fond, au voisinage des orifices urétéraux. Leurs bords irréguliers, plus ou moins décollés, ne sont pas toujours nets, parce que l'ulcération est souvent recouverte d'un voile blanchâtre de pus concret. Ces ulcérations s'incrustent souvent de dépôts phosphatiques.

La *leucoplasie vésicale* est rare. M. Imbert n'en a réuni que vingt-deux observations. Elle se présente sous l'aspect de plaques blanchâtres assez analogues à celles de la bouche. Ces plaques sont secondaires à une altération verruqueuse de la muqueuse vésicale. L'épithélium, très épaissi, est épidermisé ; cet épiderme de nouvelle formation tombe facilement et peut être l'origine de calculs.

Les *fausses membranes* sont des lambeaux fibrineux absolument comparables, a dit Guyon, aux fausses membranes de la diphtérie. Ce sont des escarres dermiques superficielles. Elles se produisent souvent dans des vessies à paroi sclérosée et à cavité réduite.

CHAPITRE II

TRAITEMENT MÉDICAL

Sans prétendre que le traitement médical ait une importance considérable dans la cure des cystites rebelles, il est indéniable qu'il permet d'éviter les poussées aiguës ou subaiguës, et qu'il facilite singulièrement l'action du traitement local.

L'*hygiène générale* devra donc être recommandée au malade : éviter le froid, particulièrement aux pieds ou au ventre ; éviter la constipation et toutes les causes de congestion pelvienne répétée, comme les repas copieux le soir, les rapports sexuels, le décubitus prolongé.

Les bains généraux répétés deux fois par semaine, les bains de siège auront une action très-favorable. De même les frictions sèches, faites le matin au saut du lit, et le soir au coucher.

Le *régime alimentaire* doit être surveillé. Il est inutile de répéter que le régime lacté exclusif n'est pas indiqué dans la cystite, et qu'il affaiblit inutilement les malades. On permettra donc aux malades de manger ce qui leur plaît, sauf les aliments épicés et toxiques, et les aliments gras. « Il ne faudra donc pas abuser de la crème, dit M. Imbert, du beurre, du fromage, s'abstenir de poissons de mer, de ceux qui renferment beaucoup de graisse, comme le hareng, le maquereau, les anguilles, le saumon. Parmi les fruits, on recommandera spécialement ceux qui se mangent cuits, comme les pommes et les poires. Quant aux boissons, on prescrira les vins généreux, les bières fortes et surtout les alcools et les vins mousseux. »

Nous ne pouvons mieux faire que de rappeler ce que dit le professeur Imbert du traitement hydrominéral : « Aux arthritiques qui éliminent de l'acide urique, dit-il, on recommande les eaux alcalines, Vichy ou Vals. A l'étranger, on conseille souvent Carlsbad. Mais, pour lutter contre l'infection vésicale elle-même, ces eaux, trop souvent alcalines, ne donnent pas toujours des résultats satisfaisants. On a recours à d'autres sources, dont la plus célèbre est Contrexéville. Cette eau est légèrement alcaline ; elle est sulfatée et bicarbonatée calcique, magnésienne, ferrugineuse, lithinée, et silicatée : l'eau de Vittel, sulfatée, bicarbonatée calcique, celle d'Evian, bicarbonatée sodique ont une action analogue. Dans le Midi de la France, il est deux stations trop peu connues et qui donnent cependant des résultats remarquables dans toutes les infections urinaires : Capvern, dans les Hautes-Pyrénées, dont les eaux sont calciques et magnésiennes ; La Preste, dans les Pyrénées-Orientales, qui est d'une particulière efficacité, mais dont l'accès assez pénible a limité la notoriété aux régions voisines. Les eaux de la Preste se distinguent des eaux précédentes, en ce qu'elles sont sulfureuses, glairineuses et silicatées. Lorsqu'elles sont refroidies et dégénérées, les sulfures se transforment en hyposulfites et en sulfates : cette particularité explique bien leur action beaucoup plus efficace à la source qu'à domicile. J'en ai bien souvent obtenu de bons résultats dans des cystites anciennes et difficiles à modifier. Je pense d'ailleurs que si ces eaux ont une action favorable sur la vessie, elles en ont une meilleure encore sur le rein. On sait combien est fréquente la coexistence d'une lésion rénale avec l'infection vésicale, que celle-ci soit primitive ou secondaire. Je crois que la plupart des cystites améliorées par les stations minérales étaient entretenues ou aggravées par une pyélo-néphrite. »

De tous les *médicaments* qu'on a coutume d'utiliser, les balsamiques sont ceux qui influencent le plus favorablement la maladie. Le professeur Guyon prescrit souvent le sirop de térébenthine dans du lait, à la dose de une cuillerée à soupe ou deux par jour. Le santal en capsules glutinisées qui ne se dissolvent que dans l'intestin et empêchent ainsi les troubles gastriques, l'arrhéol surtout, qui constitue un des meilleurs modes connus d'administration des balsamiques, doivent être conseillés.

Mais, comme antiseptique interne, le meilleur est sans contredit l'urotropine (surtout la marque d'origine Schering) qui, en pastilles ou en cachets, à la dose de deux grammes par jour longtemps prolongée, clarifie les urines, leur rend la réaction acide, et modifie notablement les symptômes douloureux dus à la septicité urinaire.

CHAPITRE III

TRAITEMENT LOCAL

Le traitement local doit réaliser trois indications : désinfecter la vessie, ne pas la distendre, ne pas l'irriter.

Ces trois indications ne peuvent être convenablement remplies que par les instillations, méthode excellente, imaginée par M. Guyon en 1867. Avant cette époque, pour cautériser un point localisé de l'urètre, ou agir énergiquement sur la vessie, on se servait de porte-caustiques. Avec un crayon de nitrate d'argent ou un cristal de sulfate de cuivre, on frottait, à l'aveugle, la région malade. On comprend que cette action qui s'exerçait avec une intensité trop grande et déterminait la formation d'une escarre, ne pouvait donner des résultats que dans un certain nombre de cas.

INSTILLATIONS ANTISEPTIQUES

Les antiseptiques le plus employés sont, par ordre d'importance : le nitrate d'argent, le gaïacol iodoformé, l'huile iodoformée, le sublimé corrosif, le formol.

Nitrate d'argent. — Les instillations au nitrate d'argent, faites après évacuation de la vessie, soit à l'aide d'un instillateur à boule olivaire, soit par la sonde qui a servi à évacuer la vessie, sont de deux ordres. M. Guyon distingue, en effet, celles qui ont un effet cathétérétique et celles qui sont caustiques. Les instillations cathétérétiques se font à la dose de 1 à 5 pour cent ; si l'on dépasse 1 pour 20, l'instillation devient caustique et très douloureuse.

Mais si l'on peut injecter dans la vessie le plein contenu d'une seringue à instillation (5 centimètres cubes), on ne doit jamais instiller plus de 10 gouttes d'une solution à 1 pour 20 et laisser un intervalle de deux jours entre chaque instillation.

Le nitrate d'argent est l'antiseptique le plus énergique dont dispose la thérapeutique dans les infections urinaires. Il suffit d'avoir traité une cystite blennorrhagique aiguë pour le savoir. Mais il a deux inconvénients, inégalement importants, mais qu'on doit connaître : 1° il est en général douloureux ; 2° il ne donne rien et aggrave même la cystite tuberculeuse. Cette dernière particularité est, comme M. le professeur Guyon l'a montré, un moyen précieux de diagnostic lorsque la recherche de bacilles dans les urines a été infructueuse.

Gaïacol et gaïacol iodoformé. — Le gaïacol n'agit pas comme simple anesthésique : il constitue un des meilleurs antiseptiques vésicaux, le meilleur peut-être après le nitrate d'argent et le sublimé corrosif. C'est Gabriel Colin qui en a préconisé le premier l'emploi dans une thèse qu'il serait trop long de résumer ici, mais que tous les médecins urinaires doivent lire.

Voici comment on l'emploie : on fait des solutions à 5, 10 et même 15 pour cent dans l'huile d'olives stérilisée. Les instillations faites avec le gaïacol iodoformé sont peu ou à peine douloureuses.

Si l'on veut augmenter l'action antiseptique du gaïacol, il est bon d'y associer l'iodoforme. Gabriel Colin a proposé la formule suivante, empruntée à Picot :

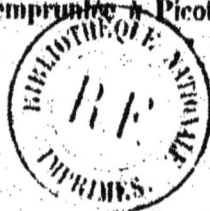

2

Gaïacol . . . .   5 gr.

Iodoforme . . . .   1 gr.

Huile d'olives stérilisée . . . .   100 gr.

M. Pasteau a rapporté un fait très intéressant de guérison assez rapide d'une tuberculose vésicale confirmée, uniquement à la suite de l'emploi continu de l'huile gaïacolée iodoformée. Une femme de 30 ans présentait depuis plusieurs mois des phénomènes de cystite ; miction toutes les demi-heures le jour, toutes les heures la nuit. Les urines contenaient des bacilles de Koch ; la vessie était sensible et la cystoscopie démontrait la présence de plusieurs ulcérations localisées surtout à droite et en dehors de la zone urétrale ; quelques granulations se voyaient au pourtour. L'amaigrissement était très accentué ; l'état général assez précaire. Des instillations d'huile gaïacolée iodoformée furent faites chaque jour deux fois par jour pendant quatre mois, puis une fois par jour, puis elles furent progressivement espacées et, au bout de dix mois, la miction se faisait toutes les trois ou quatre heures. Les urines étaient claires et sans bacilles. Au cystoscope, j'avais pu suivre, pendant ce temps, la disparition progressive des ulcérations, et il n'existait absolument plus d'ulcération ni de granulations.

Sublimé corrosif. — C'est en 1890, à l'hôpital Necker, que l'on s'enhardit à employer pour la première fois le sublimé corrosif dans le traitement des cystites. M. Guyon commença par faire des instillations à 1 pour 5.000, mais il remarqua que cette dose, pourtant presque homéopathique, était mal supportée par certains malades. Et il conseilla de diluer la solution jusqu'à 1 pour 20.000 et ne la jamais descendre au dessous de 1 pour 10.000.

À Montpellier, M. le professeur Forgue a trouvé un moyen

fort simple (mais auquel il fallait penser) de faire des instillations de sublimé à dose plus élevée. Il incorpore à la solution
de sublimé dissous à la faveur du chlorure de sodium,
du chlorhydrate de cocaïne. Grâce à l'action analgésiante de
la cocaïne, il peut ainsi faire supporter à ses malades, sans
le moindre inconvénient, du sublimé à 1 pour 1.000. Voici
la formule de M. le professeur Forgue qui lui a donné, à lui
et à ses élèves, d'excellents résultats :

Sublimé corrosif.	50 centigr.
Chlorure de sodium	Q. S. pour dissoudre.
Chlorhydrate de cocaïne . . .	50 centigr.
Eau distillée bouillie	50 gr.

Au sujet de cette addition de la cocaïne au sublimé, M. le
professeur Forgue écrit ceci : « On a dit que la cocaïne était
neutralisée par l'urine, par suite de la réaction des chloru-
res ; nous instillons après évacuation vésicale ; on a écrit
qu'elle n'agit que sur les muqueuses saines, nous voyons jour-
nellement le contraire. »

Rappelons que les solutions de sublimé doivent être faites
sans alcool qui est irritant pour les voies urinaires. On instille de X à XV gouttes dans l'urètre postérieur ; de 2 à 5
grammes dans la vessie. Le sublimé est surtout efficace dans
la cystite tuberculeuse. Dans les autres, il échoue fréquem-
ment.

Protargol. — Le protargol, ou protéinate d'argent, a
deux avantages sur le malade : il est beaucoup moins douloureux (souvent indolore) que le nitrate, et ne coagulant pas
comme les albuminoïdes, il pénètre plus profondément dans
les glandes et dans la muqueuse.

On l'emploie en solution à 5, 10 et 20 pour cent. Son action n'est pas plus efficace que celle du nitrate dans les cystites rebelles.

INSTILLATIONS ANALGÉSIQUES ET ANTISEPTIQUES

L'antipyrine, l'iodoforme, le goménol sont surtout employés en instillations analgésiques.

L'action de l'antipyrine est courte. L'anesthésie qu'elle produit suffit pour diminuer les douleurs causées par une instillation de nitrate d'argent ; elle ne suffit pas pour diminuer la fréquence des mictions ni la douleur à la miction.

L'iodoforme est employé en suspension dans l'huile d'olives stérilisée à 1 pour 20. M. Bazy l'a préconisé dans le « pansement permanent », qui consiste en ceci. Après avoir évacué la vessie, on ajoute 20 à 30 centimètres cubes d'huile iodoformée. Puis on recommande au malade de se regarder uriner et de s'arrêter toutes les fois que l'huile apparaît à la surface de l'urine. Le malade peut ainsi garder durant plusieurs jours son huile iodoformée dans sa vessie : l'iodoforme apaise nettement les douleurs et exerce en même temps une action antiseptique.

Le goménol, introduit tout récemment dans la thérapeutique par le docteur Pasteau, chef de clinique à Necker, est un des meilleurs anesthésiques vésicaux connus à l'heure actuelle. « Il est formé, dit Bertrand, d'une térébenthine dextrogyre et d'un mélange de trois corps : un eucalyptol, un carbure bouillant à 175° (citrène) et un terpilénol. A l'encontre des eucalyptols retirés des autres essences, celui du goménol ne contient aucune trace d'aldéhydes. Le goménol n'est donc pas toxique. »

Voici comment on l'emploie : après évacuation de la vessie.

on instille dans celle-ci 5 à 10 centimètres cubes d'huile goménolée à 5, 10 ou même 20 pour 100. On peut d'ailleurs combiner son emploi vésical avec l'administration par la bouche de 2 à 10 capsules par jour (chaque capsule contient 25 centigrammes de goménol).

M. le professeur Guyon a dit du goménol : « Dans les cystites tuberculeuses douloureuses, le gaïacol est supérieur à l'antipyrine et le goménol est à son tour supérieur au gaïacol. » Il n'en est pas toujours de même dans les cystites non tuberculeuses.

Nous citerons pour mémoire le chlorate de potasse à 5 ou 10 pour 100, le fluorure de sodium à 2 pour 1.000, l'acide salicylique à 2 ou 5 pour 100, les injections d'eau oxygénée à 5 volumes en solution faible.

DRAINAGE PERMANENT DE LA VESSIE

La *sonde à demeure* a été proposée et très souvent appliquée pour mettre la vessie au repos complet en évacuant l'urine au fur et à mesure qu'elle descend des uretères. Malheureusement, si le principe est excellent, la sonde à demeure est difficilement supportée : il est à peu près impossible que la sonde ne se déplace pas et reste au goutte à goutte. Le contact de l'extrémité de la sonde en gomme ou même en caoutchouc détermine des contractions répétées de la vessie à vide. Finalement, on est obligé de l'enlever, soit pour cette raison, soit parce que la présence de l'urètre détermine de l'urétrite postérieure qui est extrêmement pénible.

Le *cathétérisme double des uretères à demeure* serait évidemment la méthode idéale pour dériver les urines et mettre la vessie au repos complet. Albarran l'a tenté. Pavone a pu

blié un cas de guérison obtenue par ce procédé dans un cas
de cystite douloureuse avec pyélonéphrite. Mais deux inconvénients graves empêcheront la vulgarisation de cette méthode : 1° le cathétérisme urétéral bilatéral double est très
difficile à pratiquer dans une vessie rétractée et douloureuse ;
si on peut le réussir une fois, on n'est jamais sûr d'y parvenir
une seconde fois pour changer la sonde : 2° on court le danger d'infecter les reins en manœuvrant à travers la vessie
saine. Et ce danger, ici, est réel et rend la méthode peu re-
commandable.

DRAINAGE CONTINU DE LA VESSIE

Méthode de Cathcart. — Voici un moyen de drainage de la
vessie qui est excellent et qui n'a aucun des inconvénients ci-
dessus.

On met une sonde en gomme n° 14 dans la vessie. Et on
met cette sonde en communication avec l'appareil suivant.

Celui-ci consiste, comme le montre le schéma ci-joint, en
trois récipients A, B, C, reliés par des tubes de caoutchouc
réunis par des ajustages de verre en T et en Y.

Le réservoir A, suspendu comme un laveur à une certaine
hauteur, se vide dans le réservoir B par l'intermédiaire d'un
tube sur lequel est placé un S et un robinet r. La sonde à demeure est adaptée au tube G qui plonge dans le vase C.

En tournant le robinet r, on peut arriver à faire écouler très
lentement l'eau du réservoir A ; une goutte toutes les 7 à 8
secondes suffit. Cet écoulement détermine un vide au-dessus
du tube en S, qui doit toujours être rempli d'eau. Et l'opération se fait en même temps dans le tube du réservoir et dans
le tube venant directement de la vessie.

Il est essentiel que le calibre du tube qui relie le réservoir A

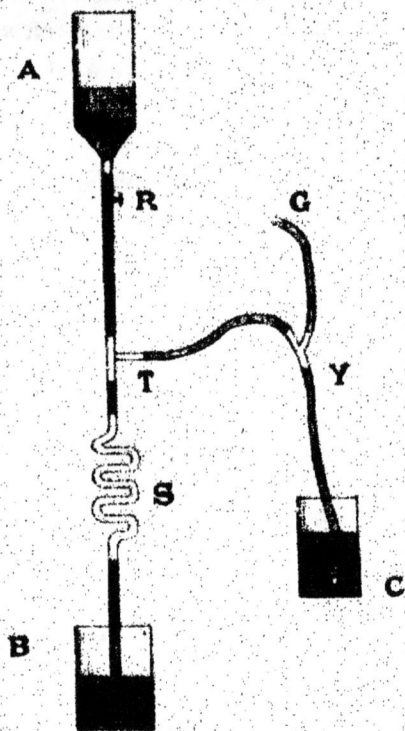

Drainage continu de la vessie. — L'appareil de Cathcart
(Schématique)

au branchement T soit plus petit que celui qui va du T au vase C. Si l'on ne fait pas attention à ce détail, la pression dans le système de tubes devient positive et l'eau est refoulée dans la vessie.

Cet appareil est très utile pour assurer le drainage continu et absolu de la vessie. Il a l'avantage de pouvoir être utilisé pour le drainage par l'urètre, par le périnée et par la voie sus-pubienne. Dans ce dernier cas, l'air est aspiré en même temps que l'urine.

Dans le cas de drainage sus-pubien, on a besoin d'un à deux litres d'eau par vingt-quatre heures. Un demi-litre suffit pour le drainage urétéral ou périnéal.

On peut faire très facilement l'irrigation de la vessie avec cet appareil qui a donné entre les mains de nombreux chirurgiens anglais d'excellents résultats dans les cystites rebelles.

CHAPITRE IV

TRAITEMENT CHIRURGICAL

Le traitement opératoire qu'on a opposé aux cystites rebelles comprend plusieurs interventions qu'on peut classer en trois groupes :

1° Opérations ayant pour but de drainer la vessie ;

2° Opérations ayant pour but de détruire la muqueuse et les ulcérations ;

3° Opérations sur les nerfs ayant pour but d'anesthésier la vessie.

I. — Opérations ayant pour but de drainer la vessie.

Ces opérations consistent dans la dilatation du col, la taille périnéale, hypogastrique ou vaginale avec fistulisation temporaire de la vessie. Les observations de Richet, Tillaux, Duplay en France, Pridgin, Teale, Christopher, Heath, en Angleterre, de Simon et Wiblt en Allemagne, furent les premiers cas de *dilatation du col* chez la femme. Dans sa thèse, M. Hartmann en rapportait 16 observations : il en ressort nettement que la dilatation du col ne donne pas de résultat dans la cystite tuberculeuse, mais que les cystites rebelles simples sont favorablement influencées.

Chez l'homme, c'est par la voie périnéale, par la *boutonnière urétrale* qu'on arrive au même résultat. On arrive à la vessie à travers le col, c'est-à-dire à travers la prostate. A l'heure actuelle où la prostatectomie a été l'occasion d'une connaissance plus précise du périnée chirurgical, celle-ci est facile. Au lieu d'aller à l'aveugle, comme le faisait Thompson, il est préférable de suivre la technique imaginée par M. le professeur Forgue et qu'il a publiée avec de très belles figures dans la *Presse médicale*, en octobre 1903, pour la recherche du bout préprostatique de l'urètre. En cherchant, grâce à une incision transversale, le bec de la prostate, on pénètre sans aucun tâtonnement dans la vessie, où l'on peut placer un gros drain à paroi rigide ou une sonde de Pezzer. Le drainage est en effet le but et le moyen : et c'est parce qu'il est fait au point déclive qu'il donne de bons résultats dans les cystites rebelles. A ce sujet, M. le professeur Forgue disait dans une note donnée à M. Imbert : « J'ai une bien meilleure impression sur le drainage vésical par la voie basse que par la voie hypogastrique. Par l'incision de la portion membraneuse, la dilatation de la portion prostatique et le drainage au moyen d'un gros tube, j'ai obtenu dans trois cas graves une amélioration telle que les malades l'ont considérée comme une guérison, et cet état s'est maintenu. Je crois qu'avec les progrès techniques du décollement préprostatique, cette méthode périnéale est appelée à prendre le premier rang ; elle permet l'évacuation vésicale au point le plus déclive ; à la faveur de la dilatation ou de l'incision de la portion prostatique, elle permet d'agir sur la région du col et de pratiquer sur la vessie de larges injections. Enfin, chez les sujets âgés, où la saillie prostatique est souvent une cause de rétention, dans le bas-fond, de glaires stagnantes, la prostatectomie me parait devoir ici devenir le complément de l'incision périnéale et guérir la cystite en assurant l'évacuation totale de la vessie. » (Forgue.)

La *taille hypogastrique*, défendue par M. Guyon, suivie du drainage par les tubes de Périer, ou par un gros drain du volume du pouce, a donné d'excellents résultats. Sur les 68 cas qu'il a réunis, Imbert a trouvé :

Guérisons . . . .   26 soit 38 %

Grandes améliorations . . . .   13 soit 19 %

Améliorations simples . . . .   9 soit 13 %

Insuccès . . . .   13 soit 19 %

Morts . . . .   7 soit 11 %

Cette statistique prouve que la taille hypogastrique est moins grave que la taille périnéale (mortalité de 11 %, alors qu'elle est de 23 % dans la périnéale), mais qu'elle échoue plus souvent et que les améliorations qu'elle procure donnent moins de sécurité. Voici d'ailleurs ce que dit à ce sujet M. le professeur Forgue : « J'ai fait 7 fois la taille hypogastrique et profité 4 fois de cette incision sus-pubienne pour frotter, cureter la muqueuse. D'abord, je dois dire que 2 fois (en raison de la rétraction considérable de la vessie par cystite interstitielle et péricystite fibreuse), l'incision vésicale a été laborieuse. Je dois noter encore que, malgré l'asepsie, les suites immédiates de l'opération ne sont pas sans péril, en raison de la chronicité de l'affection, des lésions urétéro-rénales ascendantes ; 2 fois, j'ai perdu mon opéré dans la première semaine. Comme résultats à distance : une seule fois, après quatre semaines de drainage à l'hypogastre, j'ai eu une guérison qui s'est maintenue (mais l'homme était jeune. 32 ans, et l'affection ne durait que depuis 7 mois). Qautre fois, après une accalmie de quelques jours, l'état douloureux a persisté, et deux de ces malades ont succombé à l'hôpital même, l'un au bout d'un mois et demi, l'autre au bout de 3

mois. Je ne sais si j'ai été desservi par des cas particulièrement graves et anciens ; mais mon impression sur la cystoto-
mie sus-pubienne n'est pas favorable. »

La taille vaginale vivement préconisée par Emmet, à une
époque où la méthode des instillations n'avait pas encore
pénétré en Amérique, est meilleure. Sur 29 cas réunis par
Imbert depuis la thèse de Hartmann, on compte 19 guérisons
complètes (65 %), 4 grandes améliorations (14 %), 5 améliorations (17 %), 1 insuccès (4 %). Comme le dit M. Imbert, ces
résultats seraient très satisfaisants si un certain nombre des
malades considérés comme guéris, ne conservaient une fistule.

II. OPÉRATIONS AYANT POUR BUT DE DÉTRUIRE LA MUQUEUSE ET DE CAUTÉRISER LES ULCÉRATIONS

Elles se résument dans le curettage de la vessie, par l'urètre chez la femme, après taille périnéale hypogastrique ou
périnéale chez l'homme. La technique est simple ; avec une
curette de Volkmann, on racle fortement la surface interne
de la vessie. On lave ensuite à l'oxycyanure à 1 pour 4.000.

Voici ce que dit M. le professeur Forgue à ce sujet :

« Chez la femme, dans 9 cas, j'ai obtenu la guérison par
» ma méthode ordinaire : *dilatation forcée de l'urètre* (d'a-
» bord avec les bougies d'Hegar, puis avec le dilatateur de
» Tripier) ; puis à travers l'urètre ainsi largement béant, *net-
» toyage de la muqueuse* (avec l'ongle accrochant les plaques
» phosphatiques adhérentes, raclant la muqueuse granuleu-
» se ; avec la curette grattant le bas-fond, pendant qu'avec
» les doigts de la main gauche introduits dans le vagin, je
» soutiens la paroi vésicale vaginale et puis donner à ce cu-
» rettage du bas-fond une intensité très efficace ; même avec

» une compresse fine, roulée autour d'une pince longue et
» promenée en frottant, sèche ou imbibée de naphtol cam-
» phré, ou de solution de protargol, sur le pourtour du col,
» sur le bas-fond (soutenu par les doigts intra-vaginaux), sur
» la paroi antérieure et le fond vésical (soutenu par la main
» à l'hypogastre) ; puis, placement d'une sonde Pezzer très
» volumineuse remplacée tous les 4 jours et laissée à demeu-
» re 18 à 25 jours, permettant tous les deux jours des lava-
» ges vésicaux au nitrate d'argent à 1 %. Les résultats ont
» été excellents. Dans un cas, où le frottement énergique avec
» la compresse sur pince a déterminé une perforation vési-
» cale au niveau d'un ulcère de la vessie), j'ai aussitôt fait
» la laparotomie et suturé la plaie vésicale ; malgré cet inci-
» dent, qui m'a déterminé à un peu plus de douceur dans mes
» nettoyages vésicaux, les suites ont été parfaites, aseptiques
» et la guérison est actuellement maintenue ».

Les tableaux que l'on trouve dans le rapport d'Imbert ne
portent que sur 32 cas ; mais il s'agit uniquement de cystites
rebelles sans tuberculose. Ces 32 cas pris en bloc fournissent
les résultats suivants :

Guérisons	8	26 %
Grandes améliorations	7	22 %
Améliorations	4	13 %
Insuccès	13	39 %

En résumé, on peut admettre les conclusions suivantes : le
curettage est, dans l'ensemble des faits, moins efficace que la
taille hypogastrique et surtout que la taille vaginale ; il pré-
senterait peut-être quelques avantages dans les ulcères vésicaux, mais, en somme, il n'est pas douteux qu'il ne soit capa-
ble de fournir des résultats favorables dans les 2/3 de cas

environ ; il est malheureusement impossible d'indiquer à l'avance quelles sont les malades qui peuvent être susceptibles d'en bénéficier ; on peut admettre cependant qu'il s'applique plus spécialement aux cystites relativement récentes, avec lésions localisées au pourtour du col et sans doute aussi aux ulcères ; il échoue contre les cystites leucoplasiques et pseudo-membraneuses, mais il est une considération qui domine les autres : le curettage est une opération simple, à peine sanglante, qui n'expose pas aux fistules, dont la mortalité est nulle ; pour cette raison, il est nettement indiqué dans tous les cas qui ne rentrent pas dans une des catégories qui viennent d'être énumérées.

III. Opérations indirectes

Dans quatre cas, Rochet et Albertin, de Lyon, ont pratiqué la résection de la branche périnéale du nerf honteux interne. Chez deux de ces malades la taille hypogastrique avait échoué. Dans les 4 cas les douleurs disparurent. Comme le dit, M. Imbert, ces faits ne suffisent pas pour juger la valeur de la méthode. Mais comme la résection de la branche périnéale des nerfs honteux internes n'offre aucun danger, il n'y aurait aucun inconvénient à la pratiquer, lorsque la taille hypogastrique a échoué.

CHAPITRE V

CONCLUSIONS

1° Dans les cystites rebelles, on commencera toujours par les instillations de nitrate d'argent à 1 pour 100 que l'on concentrera jusqu'à 1 pour 15 ;

2° En cas d'échec, on, emploiera successivement tous les autres topiques que nous avons étudiés : sublimé à 1 pour 10.000 ou à 1 pour 1.000 avec de la cocaïne (formule de M. le professeur Forgue), gaïacol, iodoforme, goménol, etc. ;

3° En cas d'échec, chez la femme, la méthode de M. le professeur Forgue est à recommander : dilatation urétrale digitale, puis curettage de la vessie et cautérisation au naphtol camphré ou au protargol ;

4° On pourra mettre en œuvre également le drainage par l'aspiration continue avec le dispositif de Cathcart ;

5° Dans les cas où la cystoscopie montrera des lésions localisées, on fera la taille hypogastrique qui permettra de traiter les lésions ;

6° Lorsque la cystite rebelle s'accompagne de lésions diffuses et de lésions rénales, il est préférable chez la femme de faire la taille vaginale et chez l'homme le drainage périnéal. Pour pratiquer ce dernier, la technique de M. le professeur Forgue facilitera notablement l'opération ;

7° La résection de la branche périnéale du nerf honteux interne, préconisée par Rochet et Albertin (de Lyon), inoffensive, pourra toujours rendre des services.

BIBLIOGRAPHIE

ALBARRAN, HALLÉ, LEGRAIN. — Des infections vésicales. *Congrès d'urologie*, 1808.

ALBARRAN. — Cystites douloureuses. *Archives de Guyon*, février 1899.

ALBERTIN. — Résection du nerf honteux interne dans les cystites douloureuses. *Lyon médical*, 1900. *Soc. de chir. de Lyon*, 1903.

AUDRY. — Des cystites blennorrhagiques et de leur traitement opératoire. *Archiv. prov. de chirurgie*, mars 1904.

BATTLE. — Traitement des cystites par le grattage. *Clin. Soc. Lond.*, 1800.

BAZY. — Traitement de certaines affections chroniques de la vessie par le grattage et l'écouvillonnage. *Sem. méd.*, juin 1880, p. 214.

BAZY. — Pansement permanent de la vessie. *Soc. de chirur.*, novembre 1808.

BIERHOF. — Sur la vessie irritable chez la femme. *Ann. J. med. Sc.*, 1900, p. 670-005.

BLOODGOOD. — A new apparatus for immediate and permanent drainage of the urinary bladder after suprapubic cystotomy. *J. Kopkins Hosp. Bull.*, 1896.

BOZEMAN. — Tubular drainage through the vagina for chronic cystites, with report of cases. *Am. gyn. a. obst. J. N.-Y.*, 1807, p. 39-40.

BROWNE. — Artificial vesico-vaginal fistule for the cure of chronic cystitis and ulcer of the bladder *Maryland med. J.*. Balt.. 1896-97, p. 103.

8

Byers. — *Brit. med. J.*, 1889, p. 468.

Cabot. — Pachydermie vésicale. *Am. J. of the med. Sc.*, 1891.

Camero. — Du traitement de la cystite douloureuse chez la femme par le curettage vésical. *Th. Paris*, 1896.

Cheynes et Burchard. — Manual of surgical treatment. Londres, 1903.

Clarke. — Chronic cystites in the male. *J. Am. med. Ass.*, 1890, 499-501.

Colin. — Traitement des cystites par le sublimé. *Thèse de Paris*, 1893-94.

Colin. — Traitement des cystites chroniques douloureuses, et en particulier des cystites tuberculeuses par les injections intra-vésicales d'huile de gaïacol, de carbonate de gaïacol simple ou iodoformé. *J. de méd. et de chir. prat.*, janvier 1896.

Coursier. — Traitement des cystites rebelles chez la femme. *Thèse Paris*, 1894.

Cuseston. — Cystitis in the female. *Internat. clin.*, Phila., 1897, 292-305.

Duke. — *Brit. med. J.*, 1889, 468.

Engel. — La cystite chronique chez la femme. *Ann. J. of obst.*, janvier 1896.

Escat. — Cystites rebelles chez la femme. *Ann. de Guyon*, 1897.

Faltin. — Pathogénie des cystites. *Annales de Guyon*, 1902, p. 188.

Fenwick. — *Clin. Soc.*, Londres, 1890.

— Valeur clinique de l'ulcère simple de la vessie. *Brit. med. J.*, 9 mai 1896.

— Ulceration of the Bladder Londres, 1900.

Forgue et Reclus. — *Traité de thérapeutique chirurgicale*, 2e édi-

Fournestié. — Le drainage périnéal de la vessie dans les états dou-
'tion, tome II.

Forgue. — Précis de pathologie externe, 2e édition, tome II.
loureux de cet organe. *Thèse Bordeaux*, 1896.

Gancear. — Some affections of the female bladder *Boston M. S. J.*, 1896, 250-258.

— Quelques cas de cystites. *Boston, M. S. J.*, 1897, 137-139.

Gottberg. — *Thèse de Kiel*, 1892.

Gutieras. — Diagnosis and treatment of cystitis. *Med. News, N.Y.*, 1900, 530-532.

— N.-Y. *med. Journal*, 1898, 387.

Guyon. — Leçons cliniques sur les maladies des voies urinaires, 1881, 1re édition ; 1885, 2e édition ; 3e édition, t. II, p. 389, 420-450 ; t. III, p. 155-156.

— Des cystites. *Annales*, 1886.

— De la cystite douloureuse, *ibid.*, 1887.

— Traitement des cystites par le sublimé. *Annales*, janvier 1892.

— Cystite douloureuse chronique, traitement chirurgical. *Abeille med.*, 2 janvier 1897.

— Cystite chronique douloureuse, traitement chirurgical. *Rev. prat. des travaux de médecine*, 1897, 1.

Hallé et Motz. — Cystites chroniques. *Annales*, 1902.

Hartmann. — Des cystites douloureuses. Th. Paris, 1887. Des névralgies vésicales. *Gaz des hôp.*, 1889.

Haultais. — Exfoliation of the Bladder in the female. *Edimb. med. J.*, juin 1899.

Hopkins. — Treatment of obstinate cystitis. *Buffalo Med. J.*, mars 1902.

Houston. — On a case of cystitis of three years duration due to the typh. bacillus. *Brit. M. J.*, 1899.

Imbert (Léon). — Des cystites rebelles. *Rapport au Congrès d'urologie*, 1904.

Knorr. — Ueber irritable Bladder bei der Frau. *Monasb. f. Geburtsh u. Gyn.*, 1900, 1017-1050.

Le Dentu. — Taille vésico-vaginale contre la cystalgie. *Soc. de chirurgie*, février et juin 1887.

Le Fur. — L'ulcère simple de la vessie. *Thèse Paris*, 1901.

Legueu. — Du drainage périnéal de la vessie dans les cystites rebelles. *Annales*, 1895, 1005.

— Cystite exfoliante, *Soc. anat.*, 1898, 440.

— Relations pathologiques entre l'appareil urinaire et génital chez la femme. *Annales*, 1897.

— Traité médico-chirurgical de gynécologie, F. Alcan, 1904.

— Art. cystite, in Traité de chirurgie de Le Dentu et Delbet, t. IX.

Loumeau. — Cystite douloureuse ; incision et drainage hypogastrique. *J. de méd. de Bordeaux*, 6 et 13 mai 1894.

— Vaste cicatrice crurale de la voûte vésicale. *Prog. méd.*, 1895.

— Ouverture chirurgicale de la vessie pour cystite douloureuse suraiguë. *Ann. polici.*, Bordeaux, 1897, 494-496.

— Cystite douloureuse ; incision et drainage hypogastrique de la vessie. *Congr. de Rome*, 1894.

— Cystostomie sus-publenne pour cystite chronique interstitielle. *J. de méd. Bordeaux*, 1900, 206-209.

— *Soc. de méd. et chir.*, Bordeaux, 30 mars 1900 et 2 mai 1902.

Mac Gowan. — A case of gommatous ulcer of the bladder. *J. of cut. and gen. urin. dis.*, 1901.

Mac Murtry. — Cystitis in the female. *Ann. Pract. and News*, Louisville, 1896, 403-406.

Madden. — Traitement rapide de la cystite de la femme. *Brit. M. J.*, 2 mars 1889.

Maxx. — Chronic cystitis in women ; diagnosis and treatment. *J. Surg. N.-Y.*, 1900, XIII, 173-275.

Nogues. — L'orthoforme dans les maladies douloureuses de la vessie. *Annales*, avril 1898.

O'Followell. — Thèse Paris, 1897.

Pasteau. — *Rapport au Congrès d'urologie*, 1904.

Poisson. — Curettage de la vessie par l'urètre dans les cystites chroniques douloureuses de la femme. *Thèse Paris*, 1902.

Ramond. — Traitement de la cystite tuberculeuse par les injections d'air stérilisé. *Bull méd.*, 1897.

Réniac. — Traitement de la cystite tuberculeuse par les injections de vaseline iodoformée. *Thèse Paris*, 1899.

Rochet. — Résection de la branche périnéale du nerf honteux interne dans certaines urétro-cystites douloureuses chroniques. *Congr. d'urol.*, 1899, 330.

— *Arch. prov. de chir.*, 1899.

Segond. — De la taille dans la cystite douloureuse. *Sem. méd.*, 14 décembre 1887.

Senn. — Cystitis of the female. *J. Ann. Med. Ass.*, 1896, 1470.

— Self retaining drainage tube, after suprapubic cystostomy

— 37 —

for chronic cystitis and prostatic obstruction. *Med. News,*
1801, 602.

SKENE. — Cystitis in women. *N.-Y. Med. Ass.*, déc. 1800.

STONE. — De la distension vésicale par l'eau chaude comme traitement de la cystite douloureuse chez la femme.. *Med. Rev., N.-Y.*, septembre 1880.

— Curettage pour cystite chronique. *Boston med. J.*, 18 août 1888, 118.

TÉDENAT. — Cliniques chirurgicales faites à l'Hôpital Saint-Eloi, Montpellier, 1900.

VERHOOGEN. — Traitement des cystites chroniques rebelles par le curettage de la vessie. *Soc. belge de chir.*, 15 juin 1893.

— Deux cas de diverticules considérables de la vessie. *Soc. belge de chir.*, juin 1899.

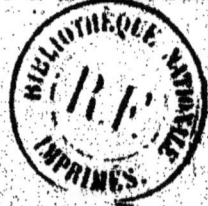

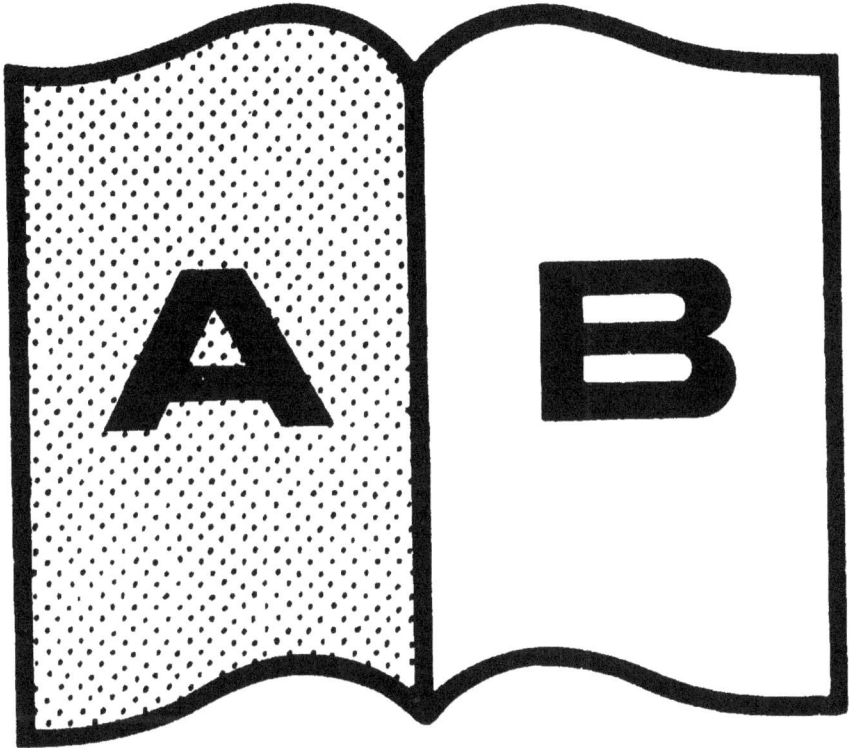

Contraste insuffisant

NF Z 43-120-14